Te $\frac{151}{971}$

SUR LES EFFETS

PHYSIOLOGIQUES ET THÉRAPEUTIQUES GÉNÉRAUX

DE LA PEPSINE

TYPOGRAPHIE HENNUYER, RUE DU BOULEVARD, 7. BATIGNOLLES.
;Boulevard extérieur de Paris.

SUR LES EFFETS

PHYSIOLOGIQUES ET THÉRAPEUTIQUES GÉNÉRAUX

DE LA PEPSINE.

———◦◦◦———

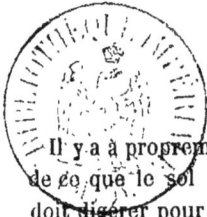

Il y a à proprement parler deux sortes de famine : l'une provient de ce que le sol refuse à l'homme les aliments que ce dernier doit digérer pour vivre, l'autre provient de ce que l'estomac, affaibli par la maladie, l'abstinence ou l'alimentation insuffisante, refuse de fournir le ferment propre à digérer. Deux hommes soumis l'un à la première sorte de famine, l'autre à la seconde, passent exactement par les mêmes périodes, dont la première est la dyspepsie et la dernière la consomption, et succombent également, parce que, sans aliment comme sans ferment digestif, il n'y a point de nutrition possible et point de vie.

Pour un esprit impartial et clairvoyant, qui envisage l'ensemble des causes de mort d'un peuple, la première espèce de famine, qui a tant occupé les philanthropes, est, malgré sa soudaineté, cependant la moins meurtrière : elle sévit en effet à d'assez rares intervalles, ne se fait sentir qu'à une partie de la population, la classe pauvre ; il est facile de connaître assez à l'avance sa venue, de calculer sans méprise son intensité ; enfin les moyens d'en amoindrir ou d'en annihiler les effets sont connus, les gouvernements sages savent la prévenir ou la combattre.

La seconde, au contraire, bien plus meurtrière, arrive en se déguisant : elle a pour cause les privations et de plus les maladies, et de ces dernières celles qui l'amènent sont innombrables (1), sévissent sur toutes les classes de la population, et étendent sans interruption leur règne à toute l'année. Les moyens de prévenir les causes de cette seconde espèce de famine sont à peu près impuissants, leur étude n'est point accessible à tous ceux qui s'oc-

(1) Les quatre cinquièmes des maladies mortelles s'accompagnent d'impossibilité de digérer et de se nourrir.

1855

cupent de l'existence du peuple, et jusqu'à aujourd'hui son seul remède était inconnu.

On pourrait même dire que l'existence de la famine par défaut de principe digestif est méconnue, car les médecins ignorent le moyen de reconnaître quand le dépérissement maladif tient essentiellement au défaut de nutrition, et quand la faiblesse ou l'impuissance de l'estomac tient au défaut de principe digestif.

Je ne pense point qu'on puisse opposer une dénégation à ce que j'affirme ici.

Ainsi que le défaut de repos ou d'engrais, relativement à la somme de rendement qu'on lui demande, affaiblit le sol de telle manière qu'il ne produit plus ce que la consommation exige, et peut amener la famine, de même les privations ou les excès affaiblissent l'estomac, de sorte qu'il ne produit plus ce qu'il faut de principe digestif pour éviter la seconde espèce de famine.

Les maladies sont pour la production du principe digestif une cause rapide de ruine, comme les intempéries sont pour le sol une cause rapide d'improduction; c'est ainsi qu'une mauvaise culture pour celui-ci, une mauvaise hygiène pour celui-là amènent lentement les mêmes effets de famine.

Quoi qu'il en soit, il est important de signaler que la même loi préside à la production des aliments par le sol, et du principe digestif par l'estomac, c'est-à-dire que pour tous deux l'usure est en raison directe du travail, le rendement en raison directe de l'entretien.

Plus on excite un sol pauvre sans le nourrir, plus il s'appauvrit, et quand une cause lente ou brusque a amené cet appauvrissement du sol, il faut pour que celui-ci reprenne sa fertilité, il faut que la somme d'entretien qu'on lui fournit dépasse la somme de travail qu'on lui demande, et cet entretien consiste non point à l'exciter, mais à lui rendre du dehors tous les éléments que sa constitution a perdus; car entretenir le sol, c'est le nourrir.

L'expression d'engrais rend très-fidèlement cette pensée de réparation sans travail.

On rirait d'un agriculteur qui prodiguerait les semences à un sol pauvre; or, les médecins, dans l'appauvrissement de l'estomac, ou lui ingèrent les aliments à toute force, quoiqu'il refuse de les digérer, ou lui prodiguent les excitants, pratique désolante, qui n'a pour conséquence que de surmener par ces aiguillons et de ruiner pour l'avenir un organe qu'elle devait d'abord entretenir sans lui demander de travail.

Cette difficulté, il est vrai, était invincible jusqu'à ce jour, car le seul fortifiant pour l'estomac, c'est la nourriture. Comment, en effet, nourrir sans lui demander de travail l'organe qui doit digérer pour nourrir ?

Il faudrait opérer sans lui la digestion, et produire les substances d'entretien à l'aide de quelque chose venu du dehors sans travail de l'estomac; ce qui revient à opérer artificiellement sans les organes vivants, et cependant à leur profit, toute une fonction de l'économie vivante.

Cette conquête, sans exemple encore en thérapeutique, est consommée ; la digestion artificielle par la pepsine, à l'usage de la pratique de la médecine, et la production des éléments nutritifs sans l'estomac vivant, ne sont pas plus un mythe insaisissable et une utopie ridicule, que ne l'est la fécondation artificielle des œufs de poisson dans la pisciculture.

Chose remarquable, l'origine de ces deux découvertes (fécondation, digestion artificielles) remonte au même génie, à celui de Spallanzani, quoique l'application de la dernière soit restée stérile entre ses mains, et qu'il n'ait point songé à tirer de ses admirables expériences sur la digestion la grande et utile application pratique qui en découle, et que j'ai prise en main pour la développer.

Sennebier, traducteur de son livre, toucha l'application de la digestion artificielle avec profondeur. Mongiardini, son élève, la mit à exécution, en administrant du suc gastrique de corneille. Mais leur impuissance a été consacrée par un demi-siècle d'un profond oubli.

La découverte de la pepsine par Pappenheim et Wasman aurait dû tirer cette force vive de son inaction ; elle resta inutilisée, méconnue.

J'ai contribué à prouver que la pepsine, obtenue à l'état de poudre par les voies chimiques de la membrane muqueuse gastrique des moutons, ne perd rien de son pouvoir digestif ; que la pepsine, qu'elle soit venue des herbivores ou des carnivores, est toujours semblable ; qu'elle opère les mêmes transformations dans les aliments, et, en les transformant, nourrit l'homme, comme nourrit la fécule, quoique venue de diverses plantes.

Mais j'ai paru si osé quand j'ai voulu faire de cette pepsine l'agent thérapeutique de la digestion artificielle, et la porter du domaine de la curiosité physiologique dans le domaine fécond de la pratique, que j'ai presque excité la risée. « M. Corvisart se substitue à la nature, » disait l'un des recueils les plus connus (*Archives générales de médecine*).

Aujourd'hui, c'est appuyée de pus de soixante-dix observations qu'elle réclame des praticiens la plus sérieuse attention ; elle deviendra peut-être l'une des substances les plus employées de la médecine.

Après une lutte de trois ans, j'ai la satisfaction de compter parmi les adhérents à la méthode que je soutiens ce que l'enseignement, les hôpitaux, la pratique et la presse comptent d'éminent en médecine : les professeurs de la Faculté de Paris Andral, Grisolles, Larrey ; Parise, professeur à Lille ; Aubry, professeur à Rennes ; Rameaux, professeur à Strasbourg ; Longet, le célèbre physiologiste ; Rilliet et Barthez, les auteurs du *Traité classique des maladies des enfants*; les docteurs Godart, Herard, Berthelot, à Paris ; Fricaud, à Semur, en Brionnais, qui tous quatre, les premiers, prirent ses promesses à la lettre, et obtinrent les premiers et les plus beaux succès. Amédée Latour, rédacteur en chef de l'*Union médicale*, Dechambre, rédacteur en chef de la *Gazette hebdomadaire*, Saurel, rédacteur en chef de la *Revue thérapeutique du Midi*, De Sales Girons, rédacteur en chef de la *Revue médicale*, qui tous apprécièrent mes premiers travaux avec une critique pleine do dignité, et une élévation bien flatteuse pour moi ; à tous je leur témoigne ma reconnaissance.

Effets physiologiques de la pepsine.

Je n'ai employé la pepsine que dans des cas où l'imperfection de la digestion ou celle de la nutrition l'exigeaient. Mais certains effets ont été assez constants ou marqués pour que je puisse donner un rapide aperçu sur son action physiologique, indépendamment de celle qu'elle a exercée sur ces divers états morbides.

Organes digestifs.

Lorsque la pepsine est bien préparée, elle a une odeur qui rappelle le lait caillé ou le fromage; quand on la met sur la langue, elle détermine d'abord une saveur acidule qui dépend de l'acide lactique, puis une saveur styptique plus durable ; en dernier lieu, elle laisse une légère amertume. Cette saveur a paru si faible à la plupart des malades, qu'ils prenaient plus volontiers la pepsine dans la première cuillerée de potage ou dans un quart de verre d'eau sucrée, au lieu de se donner la peine de l'envelopper dans une hostie mouillée. Je crois cette dernière manière de prendre de la pepsine préférable ; je la recommande, parce qu'elle permet de ne sentir absolument aucune saveur.

Un moyen très-facile de donner à la poudre de pepsine une saveur agréable, spéciale', c'est d'y incorporer, pour 1 gramme, 25 centigrammes de sucre et 3 gouttes d'eau de fleur d'oranger ; mais aucun malade ne l'a prise ainsi jusqu'aujourd'hui, parce que j'ai voulu que l'on fût convaincu que l'action thérapeutique est bien due à la pepsine pure.

La soif n'a jamais paru subir de modification sensible.

Une chose curieuse et qui montre combien la pepsine obtenue pharmaceutiquement se rapproche du suc gastrique, c'est que la question de l'auto-digestion de l'estomac par cet agent s'est renouvelée dans une circonstance où, contre tout bon sens, un malade s'obstinait à prendre la pepsine sans aliments, ce qui lui causait de la pesanteur et des tiraillements très-douloureux. Le docteur Fricaud m'écrivait pendant cette déplorable manie : « Cette rechute, beaucoup plus grave que toutes les autres, me donne lieu de craindre décidément qu'il n'y ait une lésion organique de l'estomac ; la chambre du malade est infectée d'une odeur aigrelette, acide, que plusieurs auteurs ont signalée comme un des symptômes caractéristiques d'un ramollissement de l'estomac. » Or, c'est précisément un malade qui, d'un état cadavérique, a été rendu à la plus belle santé, dès qu'il a consenti à faire agir sur les aliments la pepsine qu'on lui administrait.

Arrivée à l'estomac, la pepsine l'excite légèrement. Dans un tiers environ des cas, il en est résulté un appétit de plus en plus vif, là où il était perdu ; mais cet appétit ne s'est guère révélé au repas même où l'on prenait pour la première fois la pepsine, mais au suivant, et plus encore à mesure que les digestions, par son aide, redevenaient plus faciles et plus copieuses, en sorte qu'il y a à se demander si cet effet n'était pas plutôt dû à la restauration qui suivait la formation des nutriments qu'à une action directe de la pepsine.

Parfois, chez des malades qui ne pouvaient digérer depuis longtemps et qui étaient en proie à l'anorexie, l'appétit est devenu impérieux, mais il n'a jamais dépassé une élévation physiologique. Au contraire, et notamment chez un enfant observé par M. Barthez, une faim dévorante coïncidant avec l'absence de la digestion des aliments est redevenue physiologique, à mesure que par la pepsine la digestion s'est opérée.

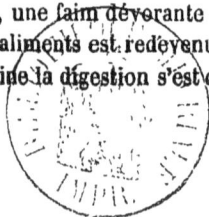

Chez deux personnes, l'excitation a produit un phénomène inattendu, une sécrétion gazeuse de l'estomac. L'une, qui était en santé et voulait voir l'effet physiologique de la pepsine, n'éprouva aucun phénomène appréciable, « sauf peut-être une légère augmentation gazeuze de l'estomac ; » cette personne était M. Rilliet lui-même, qui débutait dans la série de recherches sur le traitement par la pepsine qu'il a commencé à publier. L'autre était une phthisique dont la digestion était presque absolument abolie, et qui était déjà sujette à une abondante production gazeuse, insipide et inodore, toutes les fois qu'elle ingérait quelque chose dans l'estomac, et en particulier la plupart des tisanes. Quoique M. Andral lui administrât avec le plus grand succès la pepsine, que, sous cette influence, l'appétit fût revenu et que ses digestions fussent redevenues indolentes, cette sécrétion continua ; c'est que celle-ci était bien différente dela production de gaz putrides qui accompagne la dyspepsie, et résulte de la fermentation putride des aliments dans l'estomac.

La pepsine, en effet, en opérant la digestion de ces aliments empêche la fermentation, et a la propriété de faire disparaître la formation des gaz putrides, comme elle fait disparaître les autres phénomènes de la dyspepsie.

J'ai remarqué que des personnes qui digéraient mal les aliments, dont on localise la digestion le long des intestins, c'est-à-dire les féculents, les digérèrent mieux pendant l'emploi de la pepsine ; en sorte qu'on se demande si le retour au contact de la muqueuse intestinale de cet agent n'exerce point une excitation salutaire sur cette muqueuse, comme fait peut-être le suc gastrique normal, ou si la pepsine se modifie de telle sorte dans l'intestin, qu'elle devienne propre à la digestion des féculents, comme la diastase, ce qui appuierait l'opinion de ceux qui admettent un ferment digestif unique.

La pepsine a généralement arrêté la diarrhée qui tenait à l'indigestion ; mais dans les cas où cette diarrhée n'existait pas et où les selles étaient quotidiennes, celles-ci sont devenues plus rares. L'action habituelle de la pepsine a été une légère constipation.

Organes génito-urinaires.

M. Briquet, me parlant d'un malade qu'il traitait par la pepsine, me demanda si j'avais observé une excitation des organes génitaux. Ce malade, assez impuissant auparavant, avait semblé en éprouver un effet d'excitation. Je n'avais fait aucune observation de ce genre ; j'ai recueilli depuis une observation confirmative. Mais il reste à savoir s'il y a là un effet direct ou un phénomène de restauration.

J'ai observé trois cas où l'administration de la pepsine a eu un effet direct sur la fonction urinaire. Était-ce un effet direct sur les organes qui en sont chargés? Quoi qu'il en soit, chez deux femmes, les urines des douze heures qui suivirent furent beaucoup plus copieuses que d'habitude ; cette influence cessa après quelques jours. Ce fut un effet inverse chez un homme ; la sécrétion urinaire fut presque suspendue : je dois remarquer que chez ce malade, la pepsine n'avait aucun succès antidyspeptique.

Cette action directe ou indirecte sur les organes génitaux et urinaires est-elle habituelle? Je ne sais ; la plupart des malades n'ont point été interrogés sur ce sujet.

On conçoit qu'un malade qui, après avoir été soumis à l'abstinence, est alimenté, reprenne des forces ; mais le retour des forces est, en général, proportionnel à la quantité d'aliments qu'il a pris, et à la facilité de la digestion.

Mais il est une chose qui frappera les médecins, c'est que, sous l'influence de la pepsine, cette proportion est dépassée, et quelquefois de beaucoup : cet accroissement inattendu des forces est un effet réel qui me paraît inexplicable.

Je ne parle point ici des cas de consomption avec perte de l'assimilation, où les repas les mieux opérés par la pepsine ne profitent pas.

Tels sont les phénomènes qui ont attiré mon attention ; leur ensemble permet de supposer que, outre la propriété qu'a la pepsine de transformer les aliments en nutriments qui restaurent, elle a d'autres effets sur l'économie.

C'est un sujet d'étude qui fournira peut-être de nouvelles applications pratiques.

Dans son travail, M. Rilliet s'exprime ainsi : « L'important, surtout, est que le remède (pepsine) opère, mais la curiosité scientifique peut bien aller jusqu'à se demander comment il opère.

« Il me semble que le fait peut recevoir une double interprétation. Il est possible, comme le pense M. Corvisart, que la digestion soit purement artificielle, et seulement favorisée par la température de l'estomac et par ses mouvements ; mais il n'y aurait rien d'improbable non plus à ce que la pepsine fût pour l'estomac le meilleur des excitants, et provoquât la sécrétion du suc gastrique normal... »

Ceux qui considéreront la quantité assez minime de pepsine qu'il faut administrer pour faire digérer les dyspeptiques, qui se rappelleront l'excitation d'où résulta chez deux malades une sécrétion gazeuse de l'estomac, seront tentés de se ranger à la deuxième hypothèse de M. Rilliet : mais, avant qu'il ne l'eût posée, j'avais cherché à la résoudre expérimentalement. Dans l'hiver de 1853, j'ai fait pénétrer, un grand nombre de fois, de la pepsine en poudre ou en solution dans l'estomac des chiens, et je n'ai point activé la sécrétion, tandis que d'autres agents, l'eau glacée, par exemple, la poudre de sous-nitrate de bismuth, excitaient la sécrétion du suc gastrique normal.

La bile injectée dans leur estomac n'excitait pas non plus cette sécrétion.

Je crois donc qu'il est sage de se contenter de croire à ce qu'il y a de positif dans l'action de la pepsine, c'est-à-dire qu'elle transforme les aliments, et remplace ainsi l'estomac privé du suc gastrique.

Action thérapeutique générale de la pepsine.

L'action spécifique de la pepsine est de suppléer l'insuffisance de la sécrétion gastrique ; il en résulte que cet agent est le plus sûr et le meilleur moyen de diagnostiquer la cause immédiate de l'imperfection de la digestion. Je formule, en conséquence, cette proposition toute légitime :

Dans tous les cas où la digestion est imparfaite, que cette imperfection se révèle par des phénomènes gastro-intestinaux (ou, si l'on veut, par la dyspepsie), que cette imperfection se révèle par des phénomènes de résorption du corps, d'émaciation (ou, si l'on veut, par la consomption), la pepsine doit être employée quatre ou cinq jours à titre de moyen diagnostic. Son succès indique du même coup la cause et le traitement du mal.

Examinons donc les cas où l'indigestion gastrique est bien réelle, quoiqu'elle ne se révèle point par des troubles apparents ou visibles de cet organe.

1° *Digestion insuffisante révélée seulement par des troubles intestinaux.*

Il s'en faut que l'imperfection de la digestion des matières azotées dans l'estomac se révèle toujours par des troubles de cet organe, et celui qui, vu le silence de l'estomac, en conclurait à la perfection de la digestion gastrique, tomberait dans une étrange erreur. Les auteurs des derniers siècles qui attachaient au fond des choses (je parle de celles qui leur étaient connues) toute l'importance que nous attachons aujourd'hui à la forme et à la localisation des maladies, n'avaient point laissé échapper que l'indigestion gastrique peut ne se révéler que dans l'intestin'; les divisions en *diarrhœa a ventriculo et cibis ccorruptis*, de Sennert, en *diarrhœa stomacalis*, d'Hoffmann, en sont les garants.

J'avais annoncé que la pepsine peut guérir la diarrhée qui résulte de ce que l'estomac a laissé passer dans les intestins, qu'ils irritent, les aliments qu'il est chargé de digérer ; mais je n'y avais point mis plus d'insistance.

L'idée d'expérimenter la pepsine dans ce cas devait venir aux auteurs du *Traité des maladies des enfants*, MM. Barthez et Rilliet.

En m'envoyant l'observation suivante', distraite d'un travail qu'il prépare sur l'emploi de ce médicament physiologique, voici ce que M. Barthez m'écrit : « Cette observation est utile, elle prouve l'efficacité de la pepsine dans les cas de diarrhée par indigestion journellement répétée des aliments ; c'est là une maladie très-fréquente dans l'enfance. Je ne me rappelle plus si, dans vos travaux, vous avez signalé cet emploi spécial : si, oui, ce fait vient en confirmation, si, non, c'est une nouvelle voie que j'ouvre à vos recherches. »

M. X..., âgé de quatre ans, entre à l'hôpital Sainte-Eugénie, n° 37, le 23 novembre 1854.

Cet enfant, atteint depuis plusieurs mois d'une diarrhée fréquente, grumeleuse, liquide, était remarquable, lors de son entrée à l'hôpital, par sa pâleur, son dépérissement, sa tristesse et son inertie : les chairs étaient molles, les membres petits ; le ventre était gros, ballonné ; la peau était fraîche, le pouls petit, faible, non fréquent ; les gardes-robes étaient nombreuses, très-liquides, mêlées de matières indigérées, parfaitement *reconnaissables* ; les morceaux de viande surtout étaient *gros et abondants*.

L'appétit était d'ailleurs vorace, et les parents n'avaient jamais modifié la quantité ni la qualité de la nourriture habituelle.

Pendant six jours, je me contentai de restreindre la quantité des aliments, malgré les demandes incessantes de l'enfant, et de donner, soit de la viande crue pilée, soit 4 grammes de sous-nitrate de bismuth dans les vingt-quatre heures.

Au bout de ce temps, la diarrhée n'était nullement modifiée, l'enfant ne cessait pas de demander à manger ; les selles étaient toujours liquides, fréquentes ; les aliments, quels qu'ils fussent, indigérés ; l'état général sensiblement même.

Persuadé dès lors que la maladie consistait surtout en ce que l'estomac n'était pas dans les conditions qui permettent la digestion des aliments, je me décidai à donner la pepsine neutre, à la dose d'un demi-paquet au commencement d'un repas composé de la viande ordinaire de l'hôpital.

Dès le lendemain (1er décembre), les matières fécales furent plus jaunes, mieux digérées qu'elles n'avaient été jusqu'alors. Encouragé par ce premier succès, je donnai un demi-paquet de pepsine au commencement des deux repas principaux du 1er décembre ; le lendemain, la diarrhée était moins fréquente et les matières à peu près digérées ; on continua la même prescription.

Le 3 décembre, pas de selle pour la première fois depuis plusieurs mois.

Le 4, l'enfant ne prit qu'un demi-paquet, il n'eut point encore de garderobe ; je cessai la pepsine et ordonnai un lavement d'eau simple.

Le jour suivant, il eut deux selles demi-liquides, mais bien digérées, quoique l'alimentation n'ait pas été changée. En même temps, l'état général était sensiblement meilleur : l'enfant était plus vif et plus gai, son appétit n'était plus aussi vorace, son ventre n'était pas aussi ballonné.

Je crus dès lors inutile de revenir à l'emploi des poudres qui avaient opéré ce changement. Je me contentai de revenir chaque jour aux 4 grammes de sous-nitrate de bismuth. Les matières évacuées se solidifièrent promptement, et la guérison d'une diarrhée continue depuis plusieurs mois fut définitive au bout de quelques jours.

Je gardai l'enfant jusqu'au 27 décembre, pour être certain qu'il en était ainsi, et je le rendis à ses parents dans un état de santé très-satisfaisant.

Cette observation saisissante vient confirmer un fait que M. Rilliet, dans son mémoire sur la dyspepsie et l'emploi de ma pepsine, rapportait en ces quelques mots : « Dans un cas de lienterie chez un garçon de neuf ans, la diarrhée fut rapidement supprimée. »

J'ai rapporté le fait de M. Barthez avec d'autant plus de satisfaction que la disparition des morceaux de viande, dès l'emploi de la pepsine, montre, pour ainsi dire par les yeux, l'action digestive de cette dernière ; on n'aurait pas autrement vu dans une digestion artificielle opérée dans un bocal par cette même pepsine.

D'après ce que m'écrit le docteur Fricaud (de Semur en Brionnais), les mêmes résultats ont été obtenus chez les adultes entre ses mains. « Maintenant, il me resterait encore à vous parler de quelques cas de diarrhée et de dyssenterie chroniques où j'ai fait usage de la pepsine ; il me suffira de vous dire que là où toutes les médicaitons rationnelles et empiriques avaient échoué, quelques doses de pepsine ont arrêté la maladie, non pas que je veuille dire pour cela que toutes ces affections doivent être traitées indistinctement de cette manière ; il n'est question seulement que de celles qui sont entretenues par des digestions imparfaites. »

2° Digestion insuffisante révélée par des troubles de l'estomac.

Le plus simple des cas de ce genre est ce qu'on appelle vulgairement indigestion ; ce n'est presque point une maladie, c'est un accident passager ; une contraction brusque ou insolite de l'estomac la provoque. Tantôt elle tient aux aliments qui ont été pris en trop grande quantité pour la sécrétion de l'estomac ; tantôt la sécrétion de l'estomac, brusquement interrompue par une émotion ou une douleur subites, ne suffit plus à digérer des aliments dont la quantité était normale pour l'état physiologique habituel.

Dans ces deux circonstances, c'est toujours une insuffisance de suc gastrique, eu égard aux aliments, qui l'amène. Aussi, la pepsine est-elle le remède le plus simple, le plus sûr à lui opposer.

En voici un exemple recueilli dans le service de M. le professeur Andral, par M. Richard, interne.

La nommée Clein, âgée de vingt-deux ans, après une fièvre typhoïde d'une moyenne gravité, était entrée en convalescence, et, depuis trois semaines environ, avait recommencé à manger des potages, puis un cinquième de ration alimentaire composée de viande et de légumes, et les digérait sans douleur, quoique la diarrhée continuât.

Le 20 juillet, elle dîna comme d'habitude (c'était du veau, des pommes de terre et du pain), quand une heure après elle sentit un poids considérable à l'estomac, une douleur opprimante, des renvois, des envies de vomir et beaucoup de malaise. M. Richard eut l'idée de lui donner immédiatement 1 gramme de pepsine acidifiée. Un quart d'heure après, tous les symptômes de l'indigestion avaient totalement disparu, la malade se trouvait parfaitement bien. Elle continua les jours suivants son régime sans aucun nouvel accident.

Même dans les cas où la pepsine n'est pas suffisante à calmer des vomissements qui reconnaissent pour cause un état d'irritabilité, soit de la membrane muqueuse, soit de la membrane musculeuse, plutôt qu'une insuffisance absolue de suc gastrique, on peut acquérir, *de visu*, la conviction que la pepsine est propre à agir comme le suc gastrique, et rendre à la digestion lente et imparfaite toute sa facilité et sa promptitude.

L'exemple suivant est frappant au même degré que celui de lienterie dû à M. Barthez.

Observation recueillie par M. le docteur Fricaud.

Mᵐᵉ M..., âgée de vingt ans, d'un tempérament lymphatique, avec tendance à la chlorose, accoucha assez heureusement le 2 février 1855, si ce n'est que la perte de sang qui accompagne l'accouchement fut beaucoup plus abondante chez elle et de plus longue durée qu'elle n'a lieu habituellement. Cette perte détermina des accidents gastralgiques, comme on en rencontre si souvent chez les chlorotiques et les personnes épuisées par de fréquentes hémorrhagies.

A la première crise qui se manifesta, huit jours après l'accouchement, je n'eus pas d'autre moyen de soulager la malade que de lui donner un vomitif, ce que, du reste, elle demandait avec instance. Immédiatement, en effet, après le vomissement, l'oppression et les douleurs cardialgiques se calmèrent, et Mme M... se crut guérie sans retour.

Mais pareille scène se présenta le surlendemain, et le même remède fut administré avec le même succès.

Comme, à chaque vomissement, je remarquais que les aliments étaient rendus tels qu'ils avaient été ingérés la veille, j'eus l'idée d'employer la pepsine, sans être bien convaincu cependant qu'elle pourrait remédier à tous les accidents. Je ne fus pas trompé dans mes prévisions. Les crises se renouvelèrent malgré la pepsine; mais ce que je dois noter particulièrement, c'est que, dans le vomissement que je provoquai encore, un peu par curiosité et aussi pour satisfaire la malade qui ne voyait pas de remède plus efficace, *il ne se rencontra pas trace d'aliment*, bien que la crise eût lieu deux heures environ après un repas assez copieux pour une femme relevant de couches.

L'exemple de M. Barthez et celui de M. Fricaud établissent parfaitement ce fait matériel, à savoir, que la pepsine digère les aliments dans l'estomac comme le suc gastrique lui-même.

La plupart du temps, ce n'est point par les yeux que le médecin est témoin de l'état d'indigestion des aliments, c'est par les sensations locales ou générales éprouvées et accusées par les malades. Ces sensations se traduisent par un sentiment de plénitude, de pesanteur, de douleur à l'épigastre, de renvois, soit gazeux, soit liquides, de vomissements, diarrhée, ainsi que par le malaise, l'anxiété et la céphalalgie.

Ce sont précisément les mêmes phénomènes qui caractérisent la dyspepsie; aussi celle-ci n'est-elle à proprement parler, qu'une indigestion répétée.

La pepsine, dans la dyspepsie, est le remède le plus prompt et le plus sûr, et je dis le plus rationnel de tous; aucun remède ne doit précéder son emploi. Je vais même plus loin : la pepsine, dans la dyspepsie, doit toujours faire la base du traitement; si elle ne calme point les symptômes incommodes, comme la pesanteur et la douleur, il faut lui adjoindre les calmants, non la supprimer; car les plus graves symptômes ne sont point ceux-ci, mais bien ceux qui annoncent, comme l'amaigrissement, la perte des forces, l'abattement, que l'acte le plus important de la digestion des aliments, la formation des nutriments, ne se fait point, et aucun calmant ne peut leur donner naissance; la pepsine seule a cet effet.

Si, chez un dyspeptique, sous l'influence de la pepsine, on voyait peu à peu les forces ou l'embonpoint s'accroître, bien que les douleurs persistassent en tout ou en partie, il faudrait toujours continuer le médicament, car nul autre que lui n'est capable de conjurer le vrai danger.

Si à des hommes ne souffrant point de l'estomac on ne donnait que la moitié, le tiers ou le quart des aliments, chacun dirait qu'on les livre à la famine, et qu'ils en mourront; mais si à un homme qui souffre lorsqu'il digère on ne donne que cette quantité d'aliments, on ne s'effraye point.

Combien de malades simplement dyspeptiques, qui succombent à la longue à l'alimentation insuffisante, mourant chaque jour en détail par cette lente famine!

Chossat a paru dire chose toute nouvelle, quand il s'exprimait ainsi dans son admirable ouvrage :

« Bichat et les physiologistes qui se sont occupés du même sujet avant et après lui ont jeté le plus grand jour sur les causes de la mort, en les classant d'après les fonctions qui servent à l'*introduire*. En divisant la mort en mort par le cerveau, mort par le poumon, mort par le cœur..., ils semblaient ainsi avoir épuisé la question, et cependant, quand on arrive aux faits, il est positif qu'on n'explique par là qu'*un petit nombre* de cas de mort..., même dans des cas qui sembleraient le mieux se prêter à cette division. Dans la phthisie pulmonaire, par exemple, qui pourrait dire qu'en général la mort arrive par asphyxie, puisque le poumon, le jour de la mort, n'est ordinairement pas plus lésé que la veille?... C'est que la classification de Bichat n'explique pas tout, et qu'aux trois modes qu'il indique, il faut en joindre au moins un quatrième : la mort par l'appareil digestif, ou l'inanitiation... L'*inanitiation, on peut le dire, est la cause de mort qui marche de front et en silence avec toute maladie dans laquelle l'alimentation n'est pas à l'état normal.* »

Or, dans les quatre cinquièmes des maladies qui se terminent par la mort, celle-ci arrive quand les malades sont consumés et affamés par une réduction de la quantité des aliments, qui a duré des semaines, des mois, des années. La plupart des cas de consomption, celle qui suit la fièvre typhoïde, les maladies aiguës graves et les maladies chroniques sont dans cette catégorie.

Les médecins se sont résignés à laisser mourir les malades par cette mort, car ils n'avaient point de remède à opposer (en effet, la diète comme les excitants épuisent l'estomac, les aliments le révoltent), car cette insuffisance d'alimentation vient non point d'une disette d'aliments, mais d'une faiblesse de l'estomac, d'une disette de suc gastrique.

Aujourd'hui que la pepsine est introduite dans la thérapeutique, cette résignation serait plus qu'une faute, car le remède à la quatrième cause de mort de Chossat est trouvé, et je formule la proposition suivante : dans toute maladie où, à cause de l'état des organes digestifs, l'alimentation n'est pas à l'état normal, la pepsine doit être administrée comme base de traitement, afin d'atteindre au plus vite la ration d'entretien normale.

Les malades dont l'alimentation n'est pas à l'état normal, à cause de l'imperfection de la digestion, sont bientôt atteints de chlorose, d'infiltration des membres, d'épanchements séreux dans la poitrine, le péricarde, d'anasarque, etc., qui ne peuvent guérir que si les digestions sont revenues à l'état normal. Ce sont exactement les mêmes maladies qui sévissent sur les populations frappées de famine, et la diarrhée colliquative, les pneumonies hypostatiques intercurrentes sont les maladies qui mettent fin à la vie dans les pays en proie à la disette, et qui frappent également les malades qui succombent à la dyspepsie et à la consomption.

La pepsine est le seul remède à ces dernières, comme les aliments sont le seul remède à la disette.

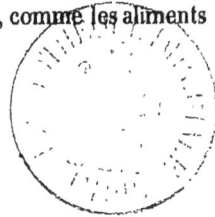

FIN.

www.ingramcontent.com/pod-product-compliance
Lightning Source LLC
Chambersburg PA
CBHW050500210326
41520CB00019B/6285